**Sabrina Stecher**

# Pflegepersonen und ihr Medikamentenkonsum

## Die Pharmaindustrie im Krankenhausalltag

GRIN Verlag

**Bibliografische Information der Deutschen Nationalbibliothek:**

Die Deutsche Bibliothek verzeichnet diese Publikation in der Deutschen Nationalbibliografie; detaillierte bibliografische Daten sind im Internet über http://dnb.d-nb.de/ abrufbar.



**Impressum:**


Druck und Bindung: Books on Demand GmbH, Norderstedt Germany
ISBN: 978-3-640-41123-8

**Dieses Buch bei GRIN:**

http://www.grin.com/de/e-book/133998/pflegepersonen-und-ihr-medikamenten-konsum

# PFLEGEPERSONEN UND IHR MEDIKAMENTENKONSUM

## Die Pharmaindustrie im Krankenhausalltag

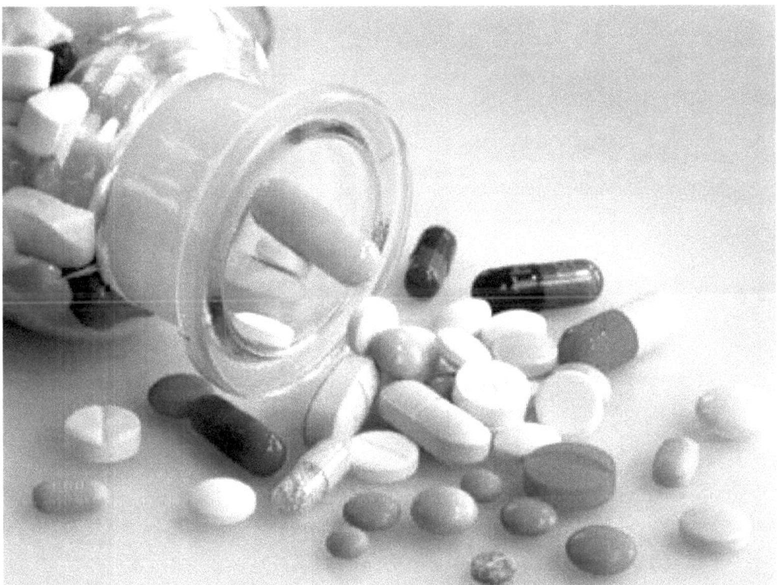

# PFLEGEPERSONEN UND IHR MEDIKAMENTENKONSUM

## Die Pharmaindustrie im Krankenhausalltag

Zur Erlangung des Diploms

für den gehobenen Dienst für Gesundheits- und Krankenpflege

an der Schule für allgemeine Gesundheits- und Krankenpflege Feldkirch

vorgelegt von

Stecher Sabrina

Feldkirch, im Mai 2009

**Abstrakt**

Die vorliegende Arbeit beschäftigt sich mit dem Medikamentenkonsum von Pflegepersonen und mit dem Stellenwert der Pharmaindustrie im Krankenhausalltag. Die Forschungsfragen beziehen sich auf den Medikamentenkonsum von Pflegepersonen am Arbeitsplatz, ob diplomiertes Pflegepersonal sorgloser und unkritischer ist (was den eigenen Konsum betrifft) und auf die Präsenz der Pharmaindustrie im Krankenhaus.

Es wird im ersten – theoretischen – Teil der Forschung, Werbung, dem Verkauf und Handel von Arzneimitteln nachgegangen. Es werden Beispiele aus europäischen Ländern ebenso wie aus Ländern der Dritten Welt genannt. Außerdem wird näher auf den Medikamentenkonsum von Österreichern eingegangen. Dazu wurden in einer Literaturrecherche Zeitungsartikel, aktuelle Bücher aus dem deutschsprachigen Raum und verschiedene Internetquellen herangezogen.

Der zweite – praxisorientierte – Teil der Facharbeit beschäftigt sich mit dem Konsum von rezeptpflichtigen Medikamenten von diplomierten Pflegepersonen in einem Krankenhaus in Vorarlberg. Mittels quantitativer Datenerhebung (einem anonymen Fragebogen) wurden 116 Pflegefachkräfte nach ihrem eigenen Konsum, dem Lesen von Beipackzetteln, ihrer Meinung zur Häufigkeit des Konsums und zur Selbstmedikation befragt. Die Ergebnisse – welche zum Teil überraschend waren – wurden mit Diagrammen und schriftlichen Ausführungen aufgezeigt. Es war deutlich ersichtlich, dass Schmerzmittel und orale Verhütungsmittel am häufigsten konsumiert wurden. Die Vermutung, dass Pflegepersonen (welche zu Hause viele Arzneimittel konsumieren) am Arbeitsplatz noch mehr Medikamente zu sich nehmen, hat sich nicht bestätigt. Trotzdem wurde ein deutliches Defizit an Popularität (was diese Thematik betrifft) festgestellt, was für die Zukunft bedeutet, dass auf diesem Gebiet noch einiges an Forschung notwendig ist.

Schlüsselwörter: Medikamentenkonsum, Pflegepersonen, Pharmaindustrie

**Abstract**

This paper deals with drug consumption among nurses and discusses the status of the pharmaceutical industry in hospitals.

The field of research refer to the drug consumption among nurses at their workplace, if nurses are less critical with the consumption and about the pharmaceutical industry in hospitals.

The first - theoretical - part analyses research, advertising, sale and trade of drugs. It gives examples of European and developing countries. Especially the consumption among people in Austria is shown. For this purpose, various magazines, books and internet sources have been consulted.

The second - practical - part deals with drug consumption among nurses in a hospital in Vorarlberg. Through a quantitative method (a questionnaire), 116 nurses were asked about reading the instruction leaflets, about their opinions on the amount of drugs taken by nurses and about their self-medication. The surprising results are presented in diagrams and texts.

This shows clearly that pain – killing – drugs and contraceptive have been taken the most time. The supposition that nurses (who take a lot of medicine at home) also take a lot of medicine at their workplace is not correctly. But the paper shows that the topic is very unpopular and that intensive research is necessary.

key words: drug consumption, nurses, pharmaceutical industry

## Vorwort

Bevor ich begonnen habe mich einzulesen, nachzufragen und ein spezielles Augenmerk auf Pflegepersonen, ihren Medikamentenkonsum und die Pharmaindustrie zu legen, wusste ich nicht genau, was mich erwarten würde.

Auf die Frage, was ich für ein Thema bei meiner Fachbereichsarbeit gewählt habe, musste ich des Öfteren in erschrockene Gesichter blicken.

„Das ist aber ein gewagtes Thema", so nicht nur eine diplomierte Pflegeperson. Am Anfang war ich mir dessen gar nicht bewusst, bis ich selber erkannte, dass ich mit dieser Thematik, mit meinem Fragebogen, etwas sehr Intimes ansprach. Der Konsum von rezeptpflichtigen Medikamenten, seien es Suchtgifte oder nicht, ist etwas sehr Persönliches, dass wenig bis gar nicht öffentlich diskutiert wird. Je nach Erziehung, Motivation, eigener Erfahrung oder ethischen Vorstellungen entscheidet ein Mensch, ob er Medikamente konsumieren möchte oder es mit anderen „Heilmitteln" probiert.

Während des Erstellens meiner Arbeit sind die Schlagwörter Ärzte, Apotheker, Medikamente, (Wechsel)wirkungen und die Pharmaindustrie auch zunehmend in das Interesse der Öffentlichkeit gerückt. Am 5. Jänner 2009 war der Autor Hans Weiss – welcher das Buch „Korrupte Geschäfte" geschrieben hat – in der Sendung „Vorarlberg Heute" im Fernsehen zu Gast. In seinem Buch bringt er die Zusammenarbeit von Ärzten mit Pharmafirmen zur Sprache, woraufhin auch die Ärztekammer Stellung dazu genommen hat.

Auch am 22. Jänner 2009 wurde – ebenfalls in der Fernsehsendung „Vorarlberg Heute" – ein Beitrag zum Thema Medikamente gezeigt. Es handelte sich um die Frage, ob die Arzneimittel (welche der Patient zu sich nimmt) auf seiner E-Card gespeichert werden sollten, so dass der Apotheker mögliche Wechselwirkungen erkennen und / oder verhindern kann. Mit diesen zwei Beispielen möchte ich aufzeigen, dass diese Thematik aktuell ist und beinahe wöchentlich in das Interesse der Öffentlichkeit rückt.

Mein persönliches Ziel war es, herauszufinden, was hinter den „Pharmariesen“ steckt, wie sie arbeiten und was das für uns im Pflegeberuf für Konsequenzen haben kann. Ich habe mir auch erhofft, einen Überblick zu bekommen, wie es um den Medikamentenkonsum von Pflegepersonen steht.

Dafür habe ich Literatur aus dem deutschsprachigen Raum gewählt, die mich dabei unterstützen sollte. Diesbezüglich wurde ich etwas enttäuscht, denn es gibt zwar einiges an Inhalten zu den Pharmaindustrien (Handel, Verkauf, Werbung, Forschung usw.), aber speziell zum Medikamentenkonsum von Pflegepersonen lässt sich kaum etwas finden. Einzig und allein ein spanischer Artikel ließ sich recherchieren, welchen ich aber – aufgrund der Sprachbarriere – nicht miteinbeziehen konnte. Dies hat es mir erschwert, immer einen Pflegebezug herzustellen. Aber es ist mir – mit Hilfe meines Fragebogens – durchaus gelungen, wenigstens einen kleinen Ausschnitt bezüglich dieser Thematik zu bekommen.

Dafür möchte ich allen diplomierten Gesundheits- und Krankenpflegern danken, die sich an meiner schriftlichen Umfrage beteiligt haben. Ohne sie wäre es nicht möglich gewesen. Ebenso bedanken möchte ich mich bei DGKS Amann Marina, Bakk., welche für mich immer einen freien Termin und ein offenes Ohr für meine Probleme hatte.

Aus Gründen der einfacheren Lesbarkeit ist nur die männliche Form im Text angeführt.

Frastanz, am 13.05.2009

# Inhaltsverzeichnis

# 1. Einleitung

Auf einer Station habe ich beobachtet, wie eine Pflegeperson nach dem Nachtdienst am Morgen eine Schlaftablette aus der Medikamentenschublade entwendet hat. Nachdem sie bemerkt hat, dass ich diesen Vorgang gesehen habe, hat sie mir lachend erklärt, dass man nach Jahren des Nachtdienstes am Morgen zu Hause nicht mehr einschlafen könne. Mit einer halben Tablette Dormicum sei dies jedoch wieder problemlos möglich. Diesen Vorgang habe ich auch bei einer zweiten Pflegeperson -auf derselben Station- beobachtet. In diesem Moment war ich mir nicht mehr sicher, ob ich konservativ- oder die Pflegepersonen leichtfertig waren.

Ebenso sieht man es immer wieder, dass andere Berufsgruppen im Stationszimmer die diplomierte Pflegeperson fragen, ob sie nicht eine Tablette, zum Beispiel gegen Schmerzen, haben können. Diese erhalten sie –nach meinen Beobachtungen– auch so gut wie immer. Ohne dass jemand nachfragt, ob er dieses Medikament schon einmal eingenommen hat, ob er zur Zeit noch andere Medikamente konsumiert oder ob er die möglichen Nebenwirkungen kennt.

Diese Situationen haben mich zum Nachdenken angeregt und ich habe ein paar Dinge hinterfragt:

1. Konsumieren Pflegepersonen am Arbeitsplatz mehr Arzneimittel als zu Hause? Konsumieren Pflegepersonen generell mehr Arzneimittel als andere Berufsgruppen?
2. Sind Pflegepersonen – durch ihren ständigen Umgang mit Medikamenten – unkritischer und sorgloser, was den eigenen Konsum betrifft?
3. Wie präsent ist die Pharmaindustrie im Krankenhausalltag? Was spielt sie für eine Rolle in der Pflege?
4. Welche Medikamente sind für die Pharmaindustrie von Bedeutung zu erforschen?

Mein Ziel ist es diesen Fragen nachzugehen und Antworten sowohl in der Literatur, als auch von den Pflegepersonen persönlich zu bekommen. Ich möchte herausfinden, wie Pflegepersonen zu diesen Themen stehen und was ihre persönliche Meinung dazu ist. Speziell geht es mir auch darum, nicht nur den Konsum von Suchtgiften zu beleuchten, sondern ganz allgemein herauszufinden, was für Medikamente, wann, wie oft und wo konsumiert werden. Ich schreibe meine FBA für all jene, die sich für diese Thematik interessieren. Im Speziellen ist sie für Pflegepersonen gedacht, die – so wie ich – schon öfters über den eigenen oder den Medikamentenkonsum von Kollegen kritisch nachgedacht haben. Da es keine Studien gibt – welche diese Thematik behandeln – kann meine Fachbereichsarbeit als Erstinformation und Einstieg in das Thema verwendet werden.

## 2. Methodik

Als Quellen wurden primär Bücher und Zeitschriften aus dem deutschsprachigen und englischsprachigen Literaturraum gewählt. Diese wurden in der Landesbibliothek in Bregenz und in der Mediathek der Krankenpflegeschule in Feldkirch im Zeitraum zwischen September 2009 und Jänner 2010 entliehen.

Im Internet kamen Schlagwörter wie „Pharmaforschung und Pflegepersonen", „Handel mit Medikamenten", „Medikamentenkonsum von Pflegepersonen", „Suchtpotential bei Pflegepersonen" und „Selbstmedikation" auf Deutsch zum Einsatz.

Auch englische Begriffe („nurses", „drugs", „intake", „drug consumption", „medication", „selfmedication" und „pharmacy") wurden – in Kombination mit den Bool`schen Operatoren: and, or, not – eingesetzt.

Datenbanken im Internet waren Medline, Embase, Cinahl, und Google scholar. Außerdem wurde in den Bibliotheken des Rudolfinerhauses und der UMIT gesucht.

Nach dem theoretischen Bezug auf die Pharmafirmen rückt der praxisnahe Fragebogen, mit dem ich diplomierte Pflegepersonen befragt habe, ins Licht der Aufmerksamkeit. Es wurde erfasst, wie es um den Medikamentenkonsum von diplomierten Gesundheits- und Krankenpflegern in einem Krankenhaus in Vorarlberg steht. Genauere Informationen dazu auf Seite 26f.

# 3. Begriffsdefinitionen

In Folge ein paar Begriffsdefinitionen, um ein besseres Verständnis im Text zu schaffen.

## 3.1 Arzneimittel

„Nach den Richtlinien der Europäischen Union (EU) gelten als Arzneimittel alle Stoffe oder Stoffzusammensetzungen, die

als Mittel zur Heilung oder Verhütung menschlicher oder tierischer Krankheiten dienen,

zur Verbesserung der menschlichen (oder tierischen) Körperfunktion bestimmt sind,

für das Erlangen einer ärztlichen Diagnose notwendig sind“ (Bannert et al. 2007: S 3).

Ulrich (2007) weitet die Definition noch aus, indem Hilfsstoffe auch als Arzneimittel gelten. Diese entfalten zwar selbst keine Arzneimittelwirkung, aber sie werden für die Herstellung von Arzneimitteln verwendet.

## 3.2 Selbstmedikation

Unter Selbstmedikation wird im Allgemeinen verstanden, dass der Patient selbständig rezeptpflichtige oder rezeptfreie Arzneimittel konsumiert, ohne vorher mit einem Arzt oder Apotheker Rücksprache gehalten zu haben.

Dies geschieht besonders häufig bei Symptomen wie Fieber, Husten, Schnupfen, Schlaflosigkeit und Schmerzen jeglicher Art.

Man entscheidet selber, was für ein Medikament man nimmt, in welcher Dosierung, wie häufig und für wie lange.

## 3.3 Generika

Generika sind identische Kopien der Originalmedikamente nach Ablauf des Patentschutzes, mit dem einzigen Unterschied, dass sie um einiges günstiger sind als die Originale.

„Läuft nach zehn oder zwölf Jahren der Patentschutz für ein Präparat ab, stürzen sich Generika – Hersteller auf das Medikament und produzieren eine identische Kopie. Die Nachbauten werden in der Regel günstiger angeboten" (Grill 2007: S 25).

## 3.4 Placebo

Placebos enthalten – pharmazeutisch gesehen – keinen Wirkstoff. Es ist ein sogenanntes „Scheinmedikament", das dem „echten" Arzneimittel täuschend ähnlich sieht.

Placebos kommen bei klinischen Studien zum Einsatz oder wenn Patienten auf bestimmte Medikamente oder Formen von Arzneimitteln (z.B. Tabletten) psychisch fixiert sind und diese weiter einnehmen wollen, auch wenn keine Indikation dazu besteht. Auch Placebos müssen von einem Arzt verordnet werden (Menche 2004).

Nur, weil kein Wirkstoff enthalten ist, bedeutet das noch nicht, dass das Placebo keine Wirkung hat.

## 4. Theorieteil – Die Pharmaindustrie

Wer kennt sie nicht, die kleinen Pillen, die einem helfen sollen, Beschwerden jeder Art verschwinden zu lassen? Ob Kopfschmerzen, Übelkeit, Obstipation, Lustlosigkeit oder Einschlafstörungen, für jedes Symptom eine Pille. So oder ähnlich ist die Situation auf dem breit gefächerten Pharmamarkt, zumindest in der westlichen Welt.

Auf anderen Kontinenten zerbrechen sich Menschen den Kopf darüber, ob und wie sie die überlebensnotwendigen Medikamente gegen Malaria oder Tuberkulose auftreiben können. *„Zwischen 1975 und 2005 wurden weltweit 1556 neue Wirkstoffe entwickelt – darunter waren aber nur 3 gegen Tuberkulose und 18 gegen Tropenkrankheiten“* (Shah 2008: S 229).

Das ist für uns, in den westlichen Staaten dieser Erde, kein Thema. Hierzulande überlegt man sich, welche von vier Tabletten (die man gerade zu Hause hat) gegen Halsschmerzen wohl am besten sein mag. Wir müssen uns meist nicht darüber den Kopf zerbrechen, wie wir ein Medikament beschaffen oder gar bezahlen können. Vielleicht haben wir sogar noch Arzneimittel zu Hause, die wir vom Hausarzt geschenkt bekommen haben, ein sogenanntes „Ärztemuster“?

Grill (2007) beschreibt die Situation so, dass Pharmareferenten Ärzten Medikamente schenken, mit einem doppelten Effekt: Erstens spart sich der Patient die Rezeptgebühr (und ist seinem Arzt dafür dankbar) und zweitens senkt der Arzt seine Kosten, denn in Deutschland beispielsweise, darf ein Hausarzt rund 166 Euro pro Patient und Jahr verordnen. Ob oder welche Konsequenzen es hat, wenn er dieses Limit überschreitet, konnte ich leider nicht herausfinden.

Obendrein wage ich zu behaupten, dass die wenigsten Menschen den Beipackzettel zum dazugehörigen Arzneimittel gelesen haben. Dies schließe ich jetzt rein aus eigenen Erfahrungen und gelegentlichen Beobachtungen.

Die Pharmaindustrie forscht, wirbt, manipuliert und verkauft ihre Produkte am fließenden Band. Und immer auf Kosten von Menschen. Auf UNSERE Kosten.

## 4.1 Die Forschungen der Pharmaindustrie

Bevor ein Medikament auf den Markt kommt, wird es erst einmal sehr vielen Tests unterzogen. Der Weg von der Forschung zur Zulassung geht meistens über Jahre und ist mit hohen Kosten für die Pharmafirmen verbunden.

### 4.1.1 Wie wird geforscht?

Bach (2004) beschreibt den Ablauf der klinischen Prüfung so:

Phase I: Das Arzneimittel wird zum ersten Mal an ein paar gesunden Menschen (<100) angewendet. Getestet wird insbesondere die Verträglichkeit.

Phase II: Die Anwendung erfolgt an ca. 100 – 500 Menschen in ausgesuchten Kliniken. Getestet wird insbesondere die Wirksamkeit.

Phase III: In dieser Phase wird das Medikament an über 1000 Patienten getestet, um unerwünschte Nebenwirkungen zu erfassen. Diese Studie kann sich über Jahre hinziehen. Ist diese Phase erfolgreich abgeschlossen, kann das neue Präparat zur Zulassung eingereicht werden.

Phase IV: Wenn das Arzneimittel zugelassen wurde, wird weiter beobachtet, um mögliche Nebenwirkungen – welche erst durch längeren Konsum entstehen – gleich zu bemerken.

Pflegerische Bedeutung gibt es in diesen Phasen nicht, denn die Testpersonen müssen gesund sein und freiwillig an diesen Studien teilnehmen. Daher werden sie eher nicht in Krankenhäusern anzutreffen sein, außer es gibt Komplikationen mit einem neu getesteten Medikament.

„Es dürfen keine Arzneimittel in den Verkehr gebracht werden, die eine schädliche Wirkung haben, die über ein vertretbares Maß hinausgeht. Eine schädigende Wirkung muss nicht erwiesen sein, es genügt bereits ein wissenschaftlich begründeter wesentlicher Verdacht, um die Verkehrsfähigkeit eines Arzneimittels auszuschließen“ (Ulrich 2007: S 72).

Das eigentliche Problem an diesen Phasen -auf dem Weg zur Zulassung- ist, dass die Pharmafirmen diese Tests selber durchführen und nicht immer alle Erkenntnisse veröffentlichen. Denn natürlich sind nicht alle Ergebnisse angenehm für die Pharmaunternehmen. Und für den Patienten später schon gar nicht. Ein Fortschritt -und somit eine bessere Absicherung für den Patienten- wäre es, wenn diese klinischen Tests in unabhängigen, neutralen „Labors" stattfinden würden und diese dann im Auftrag der Pharmafirmen selbständig for schen würden. Die Ergebnisse müssten alle gesammelt veröffentlicht werden und somit könnte sich der Patient am Ende darauf verlassen, dass die Resultate der Wahrheit entsprechen.

Auch Law (2007) fordert, dass man Pharmakonzerne ihre Medikamente nicht selber klinisch prüfen lässt und dass alle Aufzeichnungen in den Entwicklungsphasen veröffentlicht werden sollen. Ebenso sollen Medikamente nicht nur mit Placebos , sondern auch mit bereits bestehenden Medikamenten verglichen werden.

Neu zugelassene Medikamente müssen nämlich keine bessere Wirkung – gegenüber einem bereits bestehenden Arzneimittel – aufweisen. Wenn also zum Beispiel ein neues Mittel gegen Bluthochdruck auf den Markt kommt, heißt das nicht, dass es besser ist als ein bereits bestehendes Medikament. Das einzige, worauf man sich verlassen kann, ist, dass es neu ist. Das macht es uns im pflegerischen Alltag oft schwierig, Patienten gut zu informieren und vor allem auch selber den Durch- und Überblick zu behalten.

Es ist für uns Verbraucher nicht erkenntlich, ob neue Präparate besser wirken als alte. Dies wird in den Phasen der klinischen Prüfung nicht berücksichtigt und ist somit nicht ersichtlich.

### 4.1.2 Welche Medikamente werden erforscht?

Medikamentenforschung ist gut durchdacht, denn schlussendlich sollen die Arzneimittel ja auch Geld bringen. Also wozu Pillen produzieren, die überlebensnotwendig sind, für die Ärmsten der Armen? Die sie gar nicht bezahlen können?

„Grundsätzlich ist es für Arzneimittelhersteller nur interessant, Medikamente für solche Krankheiten zu entwickeln, an denen möglichst viele Patienten in den Industrieländern leiden. Und am lukrativsten ist es für die Unternehmen, wenn die Krankheiten prinzipiell nicht heilbar, sondern nur behandelbar sind“ (Grill 2007: S 20).

Werden Medikamente entwickelt, die eine Krankheit ganz und gar heilen können, ist ihre Nachfrage zu Beginn sehr groß. Auf Jahre betrachtet sind die finanziellen Einnahmen hingegen geringer, als bei einem Medikament, das zwar die Symptome behandelt, nicht aber die Ursache.

Hier einige wenige Krankheitsbeispiele, bei welchen der Patient gerne auf (Selbst)medikation im Sinne der Symptombekämpfung zurückgreift:

Kopfschmerzen, Fieber, Gliederschmerzen, Bluthochdruck;... und viele mehr. Und Menschen in den Industrieländern können die Medikamente eher bezahlen, als Menschen in sogenannten Dritte – Welt – Ländern. Dort herrschen auch andere Krankheitsbilder vor als hier bei uns: Malaria, Cholera, Tuberkulose;... um nur einige Beispiele zu nennen.

Shah (2008: S 229) spricht auch von einer „10/90 Lücke: 90 Prozent der Forschungsmittel werden für Krankheiten ausgegeben, die nur 10 Prozent der weltweiten Krankheitslast ausmachen.“

## 4.2 (Schleich) – Werbung?

Werbung ist ein Schlagwort, das wohl fast jedem Menschen bekannt ist. Es gibt Werbung für alle möglichen Produkte, die man sich vorstellen kann. Es werden immer wieder neue Strategien von den Firmen entwickelt, wie sie ihre Werbeslogans und -spots noch effektiver vermarkten können. Mit Farben, Schlagwörtern, Akkustik und vielem mehr wird gearbeitet. Und das alles, um ihr Produkt an den Mann und die Frau zu bringen.

Wie sieht es mit der Werbung für Medikamente aus? Jetzt wird manchen einfallen, dass sie auch schon so einen besagten Spot im Fernsehen gesehen haben, für Abführmittel oder Diätkapseln vielleicht? Aber es war keine Werbung für rezeptpflichtige Medikamente dabei.

In Europa ist es so, dass in der „Laienwerbung" ein absolutes Werbeverbot für rezeptpflichtige Arzneimittel, registrierte homöopathische Arzneimittel und Medikamente, deren Namen den gleichen wissenschaftlichen üblichen Ausdruck wie der Namen eines rezeptpflichtigen Medikaments enthält, besteht (Ulrich 2007).

In den USA und Neuseeland ist das ein wenig anders. Dort sind die Pharmaunternehmen weniger eingeschränkt als bei uns, was natürlich das gleiche bedeutet wie bei jedem anderen Produkt, das beworben wird: Ein harter Konkurrenzkampf um die Abnehmer entflammt.

„Medikamente sind in den Medien präsenter, kosten mehr und müssen von den Patienten häufiger selbst bezahlt werden" (Law 2007: S 199).

Dann bestimmen Angebot und Nachfrage den Preis, mit ein Grund, warum europäische Regierungen dagegen sind, dass die Produktwerbung für rezeptpflichtige Arzneimittel erweitert wird.

Erschreckend ist auch, dass die US amerikanische Pharmaindustrie jährlich doppelt so viel Geld für Werbung wie für Forschung ausgibt (bukopharma 2008).

Dies ist ein Abbild davon, dass es in der heutigen Zeit wichtiger zu sein scheint, Profit zu machen, als neue, heilende Arzneimittel zu entwickeln. Pharmafirmen sind natürlich anderer Ansicht. Sie drängen darauf, das EU-weite Informationsverbot aufzuheben. Dieses Verbot gilt natürlich nicht nur für die Printmedien, wie Fernseh- und Radio, sondern auch für Internet- und Broschürenwerbung.

Pharmafirmen argumentieren damit, dass sie die Patienten aufklären und nicht mit ihrem Produkt werben wollen.

„Wie der europäische Gesetzgeber das Kunststück bewältigen will, eine Grenze zwischen erlaubter Information und verbotener Werbung zu ziehen, ist allerdings bislang ein ungelöstes Problem" (Deutsches Ärzteblatt 2008).

Denn es gibt auch jetzt schon sogenannte „Schleichwerbung" („Product - Placement") in manchen Fernsehserien/filmen zu sehen. Irgendwo im Hintergrund ist eine Medikamentenschachtel auf einem Nachtkästchen platziert, oder ein Darsteller hat im Film eine Krankheit, für die er ein neues Medikament bekommt, welches gerade entwickelt wurde. Wie es auch mit vielen anderen Produkten gemacht wird: unauffällig und für den Zuseher unbewusst.

Im pflegerischen Alltag haben wir indirekt mit Werbung zu tun. Mag sein, dass uns Patienten nach unseren persönlichen Erfahrungen mit verschiedenen Medikamenten fragen oder aber dass Vertreter der Pharmaindustrie die Stationen besuchen. Manchmal keine ungern gesehenen Gäste, speziell dann nicht, wenn sie über neue Medikamente, Instrumente und Verfahren berichten. Gefährlich kann es nur werden, wenn der Arzt sein ganzes Wissen allein von der Pharmaindustrie bezieht, ohne andere Informationen oder kritische Hinterfragungen.

Jeder macht andere, eigene Erfahrungen mit den einzelnen Arzneimitteln. Was für den einen toll und effektiv ist, ist für den anderen eine leere Versprechung, mit der Geld gemacht wird. Leider ist es nur erschwert möglich herauszufinden, welches Medikament das effektivste ist, ohne es am Patienten beobachten zu müssen.

Die klinischen Studien und Tests werden viel zu wenig publiziert und auch die kritische Gegenüberstellung der verschiedenen Medikamente in einer Gruppe fehlt.

Ich frage mich bei all diesen Diskussionen um Werbung oder Nicht-Werbung, wo das hinführen wird, denn Werbung ist ja im Allgemeinen dazu da, die Menschen zu animieren, ein Produkt zu kaufen. Soll das heißen, wenn die Informationsverbreitung für alle Medikamente erlaubt wird, dass die Menschen dann mehr Arzneimittel konsumieren werden? Auch, wenn vielleicht gar keine Indikation besteht? Wenn wir dann resistent gegen alle möglichen Wirkstoffe sind, brauchen wir natürlich auch wieder neue Medikamente. Und vielleicht auch neue Krankheitsbilder?

„Pharmazeutische Unternehmen sponsern die Erfindung ganzer Krankheitsbilder und schaffen ihren Produkten auf diese Weise neue Märkte. Für jede Krankheit gibt es eine Pille – und immer häufiger für jede neue Pille auch eine neue Krankheit“ (Blech 2003: S 116).

Ein gefährlicher Kreislauf.

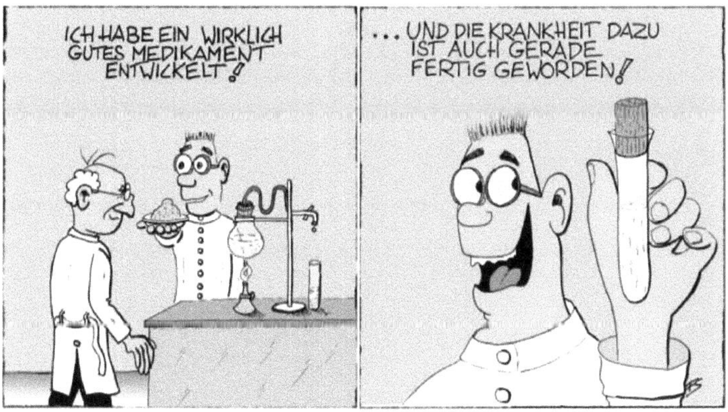
ICH HABE EIN WIRKLICH GUTES MEDIKAMENT ENTWICKELT!
... UND DIE KRANKHEIT DAZU IST AUCH GERADE FERTIG GEWORDEN!

Abb 1.: Krankheiten

## 4.3 Das Geschäft mit den Medikamenten

Neue Krankheitsbilder entstehen aber nicht nur durch den Kreislauf der Werbung. Es wird mit Krankheiten gehandelt, beziehungsweise werden „normale Dinge des Lebens" plötzlich als Krankheit verkauft.

Als ein Mittel gegen Haarausfall von der Firma Merck & Co. entdeckt wurde, starteten PR-Agenturen Kampagnen, um die Menschen mit Studien zu überhäufen, in denen publiziert wurde, dass der Verlust der Haare in Zusammenhang mit Panik und emotionalen Schwierigkeiten stehe (Blech 2003).

Oder Risiken werden als Krankheiten dargestellt. Normwerte für den Body – Maß – Index werden herabgesetzt und somit wird beispielsweise der Markt für Diätkapseln vergrößert. Oder Cholesterin – Norm – Werte werden zu Gunsten von Pharmaunternehmen verändert, so dass mehr cholesterinsenkende Medikamente benötigt werden, weil immer mehr Menschen in den „kritischen Bereich" fallen oder gar ernsthaft betroffen sind. Gestern noch gesund und heute schon fast krank. Somit wird der Kreis der Gesunden eingeschränkt und die Zahl der kranken Menschen steigt. Wichtig, um die Medikamente rasch und in großen Mengen in Umlauf zu bringen.

Auch jene, die sich dagegen wehren, sind beinahe machtlos. „Etwa drei Prozent der Bundesbürger, so hat die Deutsche Gesellschaft für Psychiatrie, Psychotherapie und Nervenheilkunde entdeckt, gehen nur deshalb nicht zum Doktor, weil sie krank sind: Sie leiden unter „Blut-, Verletzungs-, Arzt-, oder Zahnarztphobie" (Blech 2003: S 116).

Egal wie man die ganze Sache betrachtet, ob man sich krank fühlt oder es tatsächlich ist, die Pharmaindustrie findet immer Mittel und Wege, ihre Produkte in Umlauf zu bringen.

### 4.3.1 Der Verkauf / Kauf von Arzneimitteln

Beim Verkauf / Kauf von Medikamenten gibt es grundlegend einen großen Unterschied, nämlich, ob man das Medikament in der westlichen Welt oder in armen Staaten dieser Erde erwirbt.

Wie in vorherigen Kapiteln schon erwähnt, ist es in Amerika und Neuseeland so, dass Werbung für rezeptpflichtige Medikamente erlaubt ist und somit der Preis stark variiert. In Österreich ist es so, dass die Preisbildung nicht der Dynamik von Angebot und Nachfrage am freien Markt überlassen wird, sondern einer staatlichen Regelung unterworfen ist. Dies soll die Versorgung der Bevölkerung mit Arzneimitteln zu einem angemessenen Preis sichern (Ulrich 2007).

Eine Sicherung, von der manche Menschen nur träumen können. Denn dort, wo der freie Markt die Preise festlegt oder gar der Schwarzmarkt, wird nicht mehr darauf Rücksicht genommen, ob sich die Menschen die Medikamente leisten können, die sie benötigen. Wer bezahlen kann, bekommt die Ware. Wer kein oder nicht genug Geld hat, muss sich entweder eine andere Möglichkeit überlegen, wie er zu den Arzneimitteln kommt oder ganz darauf verzichten. In vielen Fällen bedeutet das den sicheren Tod.

Wie bei vielen anderen Dingen auch, ist es so, dass die Entwicklungsländer von den Industriestaaten - was den Verkauf von Medikamenten betrifft - abhängig sind. *„Bis in die 1990er Jahre war Deutschland weltweit der größte Exporteur von Medikamenten in die Entwicklungsländer"* (Shah 2008: S 227). Die Industriestaaten bestimmen den Preis, die armen Länder haben ihn zu bezahlen. Und was nützen die neuesten und besten Arzneimittel, wenn der, der sie zum Überleben braucht, nicht bezahlen kann?

Wenn man also in Österreich ein Medikament erwerben will, braucht man dafür entweder ein Rezept, oder man geht in die Apotheke und kauft sich das benötigte Arzneimittel, wenn es frei erhältlich ist. Ob ein Medikament rezeptpflichtig ist oder nicht, hängt von verschiedenen Faktoren ab.

Medikamente werden nach der österreichischen Rezeptpflichtverordnung von speziellen Gutachtern eingestuft. Um dies tun zu können, beachten sie Wirkstoff, Anwendungsgebiet und Verpackungsgröße. Wird ein Wirkstoff beispielsweise dermal appliziert, kann er frei erhältlich sein, im Gegensatz zur oralen Einnahme. Rund 88 % der verfügbaren Arzneimittel in unserem Land sind rezeptpflichtig, im europäischen Vergleich dazu die Schweiz mit 56 %, Frankreich mit 55 % und Großbritannien mit 34 % (Apotheker 2009).

Ebenso gibt es Arzneimittel, die eigentlich rezeptpflichtig wären, der Patient diese aber in vielen Apotheken frei erhält (z.B.: Neo Citran – mit den Inhaltsstoffen Paracetamol, Pheniramin, Phenylephrin, Ascorbinsäure... ein Pulver zum Auflösen bei Grippe- und Erkältungssymptomen, welches fiebersenkend und schmerzstillend ist). Es hängt dann von der jeweiligen Apotheke ab, ob der Patient das Arzneimittel auch ohne Rezept erhält.

Es ist mir hier nicht möglich, strukturiert und eindeutig aufzulisten, welche Medikamente ein Rezept benötigen und welche nicht, denn wie schon bereits erwähnt, sind manche Arzneimittel in kleinen Verpackungseinheiten frei erhältlich, für größere benötigt man die ärztliche Verordnung.

### 4.3.2 Medikamentenfälschung

Wenn Menschen ihre Medikamente nicht bezahlen können, müssen sie sich überlegen, wie sie sonst noch zu den überlebensnotwendigen Arzneimitteln kommen können. Gefälschte Billigprodukte oder illegal verkaufte Präparate sind leider eine Option. Allein in Europa haben die Zollbehörden an den EU – Außengrenzen im Jahr 2007 rund vier Millionen gefälschte Arzneimittel beschlagnahmt, 51 Prozent mehr als 2006 (Spielberg 2008).

In manchen Entwicklungsländern ist schon jedes zweite Medikament gefälscht. Und wenn wir hier von Fälschung reden, geht es nicht nur darum, dass das Medikament illegalerweise identisch kopiert wurde. Beispiele für sogenannte „Fälschungen" beschreibt Lakotta (2000):

In Mexiko erlitten Verbrennungsopfer schlimme Hautentzündungen - in ihren Brandsalben wurden Kaffee und Sägemehl entdeckt. In Brasilien wurden unzählige Frauen schwanger, später fand man in ihren Verhütungspillen Mehl. In China entdeckte man 340 000 Packungen eines Schlaganfall - Notfallmedikaments, das keinerlei Wirkstoff enthielt.

Und dies sind nur einige schockierende Beispiele für wirkungslose Arzneimittel. Wenn dies bei uns entdeckt werden würde, wäre das ein Skandal. Jeder Journalist, jeder Nachrichtensprecher würde davon berichten. In unseren Krankenhäusern würde sich Unsicherheit breit machen, jeder müsste sich fragen, ob die Medikamente - die er selber konsumiert - das halten, was sie versprechen oder ob man ohne verschriebene Medikamente nicht besser dran wäre. Die Zweifel der Patienten wären noch größer und die Ärzte und Pflegepersonen könnten diese nicht besänftigen . Das wären wohl einige wenige Reaktionen bei uns auf solch gefälschte Medikamente.

Und in Laos, Burma, Thailand, Kambodscha oder Vietnam?

Wären die Medikamente in diesen Ländern für die Bevölkerung nicht so teuer, hätten die Fälscher gar keine Chance. Denn wer kauft schon fragwürdige Kopien (wenn sie überhaupt als solche erkenntlich sind), wenn er sich das Originalmedikament – mit einer Wirkung von 99,9 Prozent – leisten kann?

Die Pharmaindustrie beklagt jährlich Milliardenschäden durch Fälschungen, doch es wird oft wenig unternommen, um diese effektiv zu bekämpfen. Viele Firmen wollen nämlich nicht, dass bekannt wird, dass ihre Medikamente gefälscht werden. Anstatt die Öffentlichkeit zu informieren, regeln sie das „auf ihre Weise“ (Lakotta 2000).

Warum eigentlich? Haben sie Angst, ihr Arzneimittel könnte den Ruf bekommen, einfach gefälscht zu werden? Angst vor Nachahmungstätern und dass ihr Umsatz dadurch sinken würde?

Ich frage mich, ob sie die Tatsache, dass ihre Originalprodukte derart gefälscht werden, auch hinnehmen würden, wenn sich das in Europa abspielen würde. Wohl eher nicht. Denn wo oder an wem könnten sie dann noch etwas mit den Originalmedikamenten verdienen?

## 4.4 Das Gesundheitswesen und die Pharmaindustrie

Menschen, die tagtäglich direkt mit Arzneimitteln zu tun haben, spielen für die Pharmaindustrie eine große Rolle: Seien es Ärzte, diplomiertes Pflegepersonal, Pflegehelfer, Apotheker;... und viele mehr.

Sie alle werden ständig mit dem Thema „Medikamente" konfrontiert. Und jeder Einzelne von ihnen hat seine eigene, persönliche Einstellung dazu, jeder hat seine positiven und vielleicht auch negativen Erfahrungen damit gemacht.

Jeder wurde anders erzogen, was dieses Thema betrifft und vielleicht spielt auch die Kultur keine unbedeutende Rolle, nicht nur die Unterschiede in den Weltreligionen, alleine schon der Unterschied von der Stadt zum Land. Wie schnell erreicht man einen Arzt, wo ist die nächste Apotheke? Die einen hatten vielleicht Großeltern, die noch „Essigsocken" gemacht haben, während andere vielleicht eine Tablette gegen Fieber bekommen haben. Inwieweit wurden alternative Heilmethoden überliefert und befürwortet?

Dies sind nur einige Faktoren, die dazu beitragen, wie wir persönlich mit dem Thema Medikamente umgehen. Meistens ist uns gar nicht bewusst, warum wir so handeln, wie wir handeln.

- Warum sind manche Krankenschwestern großzügiger beim Verteilen von Schlafmedikationen als andere?
- Weshalb ist es der einen Stationsleitung wichtig, dass alle Mitarbeiter die Medikamente anhand der Optik erkennen, und der anderen nicht?
- Was hat es für einen Grund, dass manche Pflegepersonen Medikamente konsumieren, während andere das in ähnlichen oder gleichen Situationen nicht tun?
- Wieso lesen manche den Beipackzettel nicht, obwohl sie nichts über Nebenwirkungen, Wechselwirkungen oder Kontraindikationen wissen?
- Legt jemand Wert darauf, ein neues Medikament zuerst von einem Arzt verordnet zu bekommen, bevor er es selbständig einnimmt?

Diese Fragen kann nur jeder für sich selbst beantworten, denn darüber gibt es fast keine Literatur. Und manche dieser Fragen betreffen nicht nur Krankenpfleger und –schwestern, sondern auch Ärzte und Patienten.

Wenn ein Patient ein Medikament verordnet bekommen hat, unterscheidet es sich einmal grundlegend, ob er dies von seinem Hausarzt erhalten und zu Hause konsumiert hat oder ob er stationärer Patient in einer Krankenhausanstalt ist. Warum?

Weil er zwar von beiden Ärzten (seinem Hausarzt und seinem Arzt im Krankenhaus) mündlich über das Medikament aufgeklärt werden sollte, er aber nur durch den eigenen Gang zur Apotheke einen Beipackzettel dazu erhält. Ich habe die Erfahrung gemacht, dass noch kein einziger Patient, der im Spital ein neues Arzneimittel bekommen hat, den Beipackzettel verlangt hat, was er ja durchaus könnte, um sich –zusätzlich zu der mündlichen Information durch die Fachkraft– genauer zu informieren. Der Patient verlässt sich darauf, dass der Arzt und die diplomierte Pflegekraft – welche das Medikament meistens verabreicht – sich wohl bewusst über Wirkung, Nebenwirkung, eventuelle Wechselwirkungen mit weiteren Arzneimitteln und Kontraindikationen sind. Ist er im häuslichen Bereich, sollte er sich zwar auch darauf verlassen können, dass sein Hausarzt über diese Aspekte Bescheid weiß, aber er hat ja noch den Beipackzettel um selber nachzulesen, ich möchte nicht sagen „um sicher zu gehen". Doch wie viele nutzen diese Hilfestellung – den Beipackzettel – wirklich?

„Das Etikett, die Verpackung und die Worte des Arztes sind in den meisten Fällen die einzige Information, die der Patient über ein Medikament bekommt und auf die er reagiert" (Law 2007: S 93).

Wenn also eine Pflegeperson dem Patienten sagt, dass er Medikament xy nicht konsumieren darf, weil es Bestandteile von dem Stoff enthält, auf welchen der Patient allergisch reagiert, glaubt er das in den meisten Fällen und lässt es.

Genauso ist es aber auch umgekehrt. Wird der Patient nicht klar und deutlich über Nebenwirkungen, Wechselwirkungen... usw. informiert, sind ihm diese nicht bewusst. Denn die mündliche Versicherung von Fachpersonal ist für den „Konsument" von größerer Bedeutung, als wenn man ihm einen Beipackzettel hinhält und er sich selber informieren muss. Ich verweise an dieser Stelle auch auf S. 29, wo ich mittels Fragebogen in einem Krankenhaus in Vorarlberg in Erfahrung gebracht habe, wie es die Pflegepersonen mit dem Lesen des Beipackzettels handhaben, wenn es um ihren eigenen Konsum geht.

Wenn ich hier von „vertrauenswürdigem Fachpersonal" spreche, meine ich damit Ärzte und Pflegepersonal. Pharmaunternehmen sind zwar auch Fachspezialisten auf ihrem Gebiet, aber für den Patienten lange nicht so vertrauenswürdig.

(Law 2007: S 224) „Der britische Verbraucherverband Consumers Association (CA) führte eine eigene Erhebung durch, nach der ohnehin nur 6 von 100 Befragten den Äußerungen eines Pharmaunternehmens Vertrauen schenken würden."

Mir persönlich kommt gleich wieder das Bild der Werbung in den Sinn. Was wir dort erfahren, ist zwar auch Information in einem bestimmten „Fach", aber vertrauenswürdig? Wohl eher weniger, wenn man bedenkt, dass das vorrangige Ziel von Pharmafirmen darin besteht, ihr Produkt an den Mann / die Frau zu bringen. Und wenn jemand unbedingt verkaufen will, wird er wohl eher das Positive herausheben und die negativen Details für sich behalten. Umso wichtiger, dass die Ärzte und das Pflegepersonal gut informiert sind, bzw. sich der Fragen der Patienten annehmen und sich selber bei verlässlichen Quellen erkundigen. Keiner kann jedes Arzneimittel kennen, dafür ist die Anzahl zu groß.

In Indien waren es 2004 über 20.000 zugelassene Medikamentenhersteller (Shah 2008). Allein in Deutschland gab es 2007 rund 45.000 zugelassene Arzneimittel (Grill 2007).

Aber wichtig ist, dass man weiß, wo man sich die Information holen kann, die man benötigt.

Wenn man von „Gesundheitswesen und Pharmaindustrie“ spricht, muss man sich auch im speziellen überlegen, was das diplomierte Pflegepersonal damit zu tun hat, angefangen bei den Pharmavertretern auf den Stationen, dem eigenen Medikamentenkonsum bis zu der vertrauensvollen Aufgabe, die man als DGKS / DGKP im Beruf hat.

Wenn man dem Patienten seine Medikamente richtet, hat man gewisse Dinge zu beachten, um die Richtigkeit sicherzustellen und Verwechslungen vorzubeugen bzw. zu vermeiden. Ich spreche hier die „fünf R-Regel“ an:

1. Richtiges Medikament
2. Richtiger Patient
3. Richtiger Zeitpunkt
4. Richtige Applikation
5. Richtige Dosierung

Diese fünf Punkte müssen mehrmals kontrolliert werden, bevor der Patient seine Medikamente erhält. Wenn man diese Regeln befolgt, minimiert sich die Gefahr einer Verwechslung um ein Vielfaches.

### 4.4.1 Suchterkrankungen in medizinischen Berufen

Unter diesen tausenden zugelassenen Arzneimittel befinden sich auch viele sogenannte „Suchtgifte".

„Als Suchtgifte gelten die in den Anhängen I bis V der Suchtgiftverordnung angeführten Stoffe und Zubereitungen. Dies sind zB. Opium, Heroin und Morphin" (Ulrich 2007: S 109).

Pflegepersonen mit einem Schlüssel haben uneingeschränkten Zugang zum Suchtmittelschrank auf der Station. Dort werden alle Medikamente aufbewahrt, welche unter das Suchtmittelgesetz fallen und somit gesondert aufzubewahren sind. Entnimmt man ein Arzneimittel dem Suchtgiftschrank, muss man dies genau dokumentieren. An welchem Tag, für welchen Patienten, wie viel Stück und wer es entnommen hat, wird schriftlich festgehalten. Ebenso ist man dazu verpflichtet, den aktuellen Stand der Suchtmedikamente zu zählen und einzutragen. Manche Stationen kontrollieren dieses sog. „Standbuch" jeden Tag, andere einmal in der Woche. Dies hängt, unter anderem, von der Häufigkeit der Nutzung der verwendeten Medikamente ab.

Anhand von dieser genauen Dokumentation ist es also ziemlich schwierig ein Suchtgift für persönliche Zwecke zu entwenden, es sei denn, man dokumentiert es auf Kosten eines Patienten oder man „verliert" einmal eine Tablette. Suchtgiftmittelabhängige haben die kreativsten Ideen, wie sie an ihre Substanzen kommen können, denn auch unter dem medizinischen Personal gibt es immer wieder Fälle von Medikamentenmissbrauch. Medikamentenabhängigkeiten sind natürlich auch in diversen anderen Berufsgruppen zu finden, aber die Nähe zu den Suchtgiften und der tägliche Umgang steigern die Häufigkeit im Gegensatz zu anderen Berufen. Was sind weitere Ursachen, dass eine diplomierte Pflegeperson Suchtmittel konsumiert?

Oft stecken tief greifende und lang anhaltende Probleme dahinter, unbewältigte Traumen und / oder Gefühle der Erschöpfung aufgrund von Stress, Überforderung oder schlechtem Betriebsklima.

Manchmal liegt es auch an den fehlgeschlagenen Versuchen, schwierige Probleme zu lösen oder sie in den Griff zu bekommen. Oder es ist ein frühkindlich erlerntes Schema (mit Hilfe von Medikamenten oder Alkohol Probleme zu bewältigen), welches von den Eltern beobachtet wurde (Taferner 2003).

Manchmal reicht es auch schon, wenn Pflegepersonen mit häufigen, wiederkehrenden Schmerzattacken zu kämpfen haben, beispielsweise mit Migräne oder Rückenschmerzen. Hiermit möchte ich keinesfalls allgemein unterstellen, dass Migränebetroffene gefährdet sind, Suchtmittel zu missbrauchen, es gibt nur vereinzelte Fälle, wo dies ein Einstieg in die Abhängigkeit sein kann.

Diese Ursachen rufen Symptomen wie Burnout, Depressionen, Schmerzen, Schlafstörungen, Angstzustände oder Panikattacken hervor (Taferner 2003).

Um trotz dieser Ursachen und Symptome den (Arbeits)- Alltag bewältigen zu können, greifen vereinzelte Gesundheits- und Krankenpfleger auf Suchtmittel zurück. Dies führt unweigerlich in den Teufelskreis des Medikamentenmissbrauchs.

Hat man das Verlangen diese Stoffe regelmäßig zu konsumieren, zeigt sich dies in einer psychischen sowie körperlichen Abhängigkeit. Die Süchtigen verlieren die Kontrolle bezüglich Dosis und Zeitpunkt des Konsums und ihre Gedanken kreisen nur noch um das Suchtmittel. Versucht ein Betroffener den Selbstentzug, kann dies zu Symptomen wie Erbrechen, Tachykardie, Antriebsstörungen oder Entzugspsychosen führen (Taferner 2003). Die Dauer und Intensität der Abhängigkeit spielen dabei eine entscheidende Rolle.

Gerade in diesem Beruf wird erwartet, dass man einen sorgfältigen und bewussten Umgang mit Substanzen, die eine Abhängigkeit verursachen können, hat. Was also, wenn jemand süchtig wird? Kann er dann weiterhin diesen Beruf ausüben, obwohl er tagtäglich aufs Neue dagegen ankämpfen muss? Darf er es überhaupt jemandem sagen, sich Hilfe holen, wo doch erwartet wird, dass so etwas niemals passiert?

Diese und andere Hemmschwellen führen dazu, dass Pflegekräfte, welche Medikamentenabhängig sind sich oft keine Hilfe suchen bzw. keine Hilfe in Anspruch nehmen möchten. Angst vor der Reaktion der Kollegen, dem privaten Umfeld und davor den Job zu verlieren bewirken ein eisernes Schweigen.

In Florida ist das etwas anders geregelt als bei uns in Österreich. In manchen Institutionen werden Krankenpfleger auf ihren Medikamentenkonsum hin getestet und kontrolliert. Wenn eine Probe auf ein Arzneimittel, welches unter das Suchtmittelgesetz fällt, positiv ausfällt, muss die Pflegeperson ein gültiges Rezept vorweisen können. Kann sie das nicht, wird sie des illegalen Konsums verdächtigt, kann ihren Job verlieren und muss mit einem Entzug der „nursing license" rechnen (Unbekannt 2006).

Mögliche Hinweise auf den übermäßigen Konsum von Arzneimitteln bei Kollegen können sein: unentschuldigte Abwesenheit vom Arbeitsplatz, Langsamkeit, Apathie, Ängstlichkeit, das Fälschen von Rezepten oder das unerklärliche Schrumpfen der Bestände im Suchtmittelschrank (Taferner 2003).

Stellt man dies bei einem Mitarbeiter fest, ist es wichtig ihm professionelle Hilfe zu besorgen und nicht, sich selber als Therapeut zu versuchen.

Die Abhängigkeit von Suchtmitteln beim Pflegepersonal ist jedoch nach wie vor ein Tabu - Thema. Suchtprävention und Therapieprogramme werden selten bis gar nicht publik gemacht.

Umso schwieriger ist es für Betroffene, sich diesem Kreis der Abhängigkeit zu entziehen.

### 4.4.2 Der Arzneimittelkonsum von Herrn und Frau Österreicher

Nach all diesen Informationen über Pharmaforschung, Werbung, Verkauf von Arzneimitteln und Sucht bei Pflegepersonen möchte ich noch darauf eingehen, wie die Österreicher den Konsum von Medikamenten handhaben.

Welches Bundesland ist am „konsumfreudigsten"? Schlucken Frauen wirklich mehr Tabletten als Männer? Mit welchen Medikamenten können Pharmafirmen in Österreich das große Geschäft machen? Was verschreiben Ärzte am liebsten? Diese Fragen habe ich mir gestellt.

Laut einer Gesundheitsbefragung der Statistik Österreich im Jahr 2006/07 nimmt mit zunehmendem Alter die Zahl der eingenommenen Medikamente zu. Geschlechtsspezifisch ist zu erwähnen, dass Frauen generell mehr konsumieren als Männer. Das würde schon einmal bedeuten, dass ältere Damen die Zielgruppe der Pharmaindustrien sind. Frauen sind - laut dieser Umfrage - im Allgemeinen aufgeschlossener Medikamenten gegenüber als Männer. Und was für Tabletten schlucken die Österreicher am liebsten?

Am häufigsten (unter den ärztlich verordneten Medikamenten) wurden Tabletten gegen Hypertonie genommen. Ansonsten schlucken die österreichischen Staatsbürger des öfteren Arzneimittel gegen Herzbeschwerden, Durchblutungsstörungen und Schmerzmittel.

Schmerzmittel wurden ebenfalls häufig konsumiert, auch wenn sie gar nicht vom Arzt verordnet wurden. Platz zwei bei der Selbstmedikation sind die Erkältungsmittel.

Interessant ist auch zu erwähnen, dass die Menschen in Vorarlberg, Tirol und in Kärnten weniger konsumieren als alle anderen. Beim Thema Selbstmedikation führen die Wiener die Spitze an. Erhoben wurden die Daten von über 3000 Männern und 3400 Frauen (Statistik Austria 2008).

Leider habe ich keine spezifischen Daten zu diesen Fragen von diplomierten Gesundheits- und Krankenpflegern gefunden.

# 5. Der Fragebogen

Für meinen empirischen Teil habe ich mich für die Befragung mittels Fragebogen entschieden. Dies war für mich das geeignetste Instrument, da ich so eine relativ große Anzahl von Pflegekräften erreichen und in Erfahrung bringen konnte, wie sie zu dem Thema „Medikamentenkonsum“ stehen.

## 5.1 Methodik

Die Datenerhebung fand in einem Krankenhaus in Vorarlberg statt, einbezogen wurde ein Großteil der Stationen. Der Fragebogen wurde auf eine Gelegenheitsstichprobe beschränkt. An einem Tag im Jänner wurden die Fragebogen auf den Stationen an das anwesende diplomierte Pflegepersonal verteilt und sie wurden gebeten ihn bis zum nächsten Tag auszufüllen. Am darauffolgenden Tag wurden die Ergebnisse der Querschnittstudie wieder persönlich abgeholt. Von **116** ausgegebenen Fragebögen kamen **88** retour. Mit dieser Querschnittstudie konnte der aktuelle „Ist – Stand“ erfasst werden.

Die beantworteten Fragebogen waren – bis auf wenige einzelne – alle vollständig ausgefüllt. Eine ganze Abteilung hatte wegen des großen Patientenaufkommens keine Zeit ihn auszufüllen.

Vorab wurde die schriftliche Genehmigung vom Pflegedienstleiter eingeholt sowie die Stationsleitungen informiert, bevor die einzelnen Gruppen aufgesucht wurden.

Der Pretest wurde mit dreizehn Personen der Krankenpflegeschule durchgeführt, um herauszufinden, ob die Fragen und Antworten verständlich formuliert sind. Bei dieser Überprüfung im Vorhinein sind aber keine größeren Unklarheiten zum Vorschein gekommen. Lediglich eine Frage wurde anschließend zum besseren Verständnis genauer ausformuliert. (Der gesamte Fragebogen → siehe Anhang).

Die Anonymität der Gelegenheitsstichprobe wurde gewahrt, in dem es zu jedem Fragebogen ein –handbeschriftetes– Kuvert dazu gab und (für jede Gruppe) noch ein großes Kuvert, um sie alle zu sammeln.

Die Fragen unterscheiden sich in Einstellungs-, Handlungs- und Faktfragen. Diese wurden sowohl offen, als auch geschlossen gestellt.

Bei den geschossenen Fragen kommen Alternativvorgaben (männlich/weiblich; ja/nein) und Hybridfragen (Konsumieren sie zu Hause Medikamente? Wenn ja, welche?) zur Anwendung.

## 5.2 Darstellung der Ergebnisse

Zu Beginn war es mir wichtig, mit ein paar Faktfragen herauszufinden, wer die befragte Personengruppe eigentlich war.

### 5.2.1 Demographische Daten

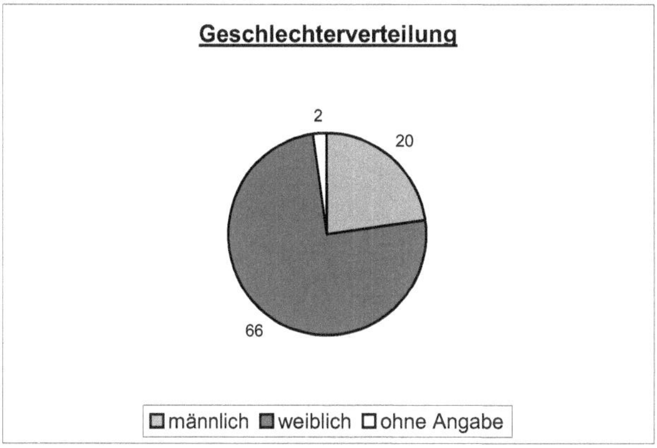


Abb. 2: Geschlechterverteilung

20 weibliche und 66 männliche Pflegepersonen haben an der Befragung teilgenommen. Zwei der befragten Personen haben keine Angaben zu ihrem Geschlecht gemacht.

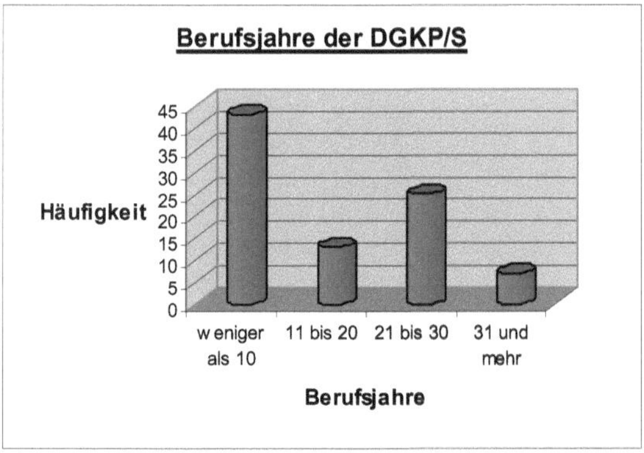


Abb. 3: Berufsjahre

Von den 43 Personen, welche weniger als zehn Jahre Berufserfahrung haben, sind 36 Frauen. Die zweithäufigste Gruppe sind jene diplomierten Pflegekräfte, welche zwischen 21 und 30 Jahre in ihrem Beruf tätig sind.

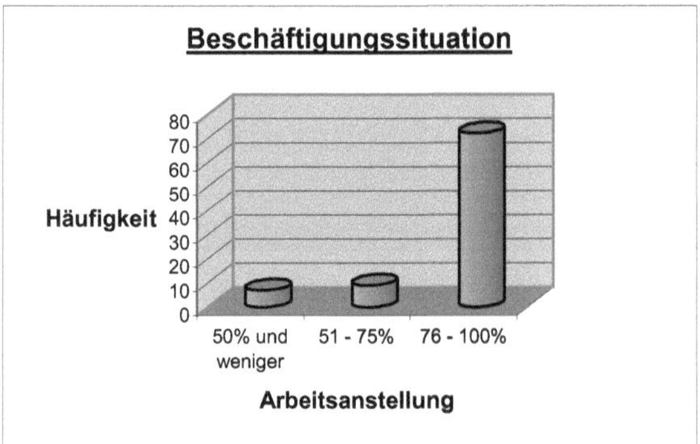


Abb. 4: Beschäftigungssituation

Insgesamt gaben 7 Personen an, 50% und weniger beruflich tätig zu sein. Zwei mehr, nämlich 9 Pflegekräfte, arbeiten zwischen 51 und 75%. Von den 72 Personen, welche 76% – 100% arbeiten, sind 17 Männer.

### 5.2.2 Ergebnisse aus den Fragen zum Medikamentenkonsum

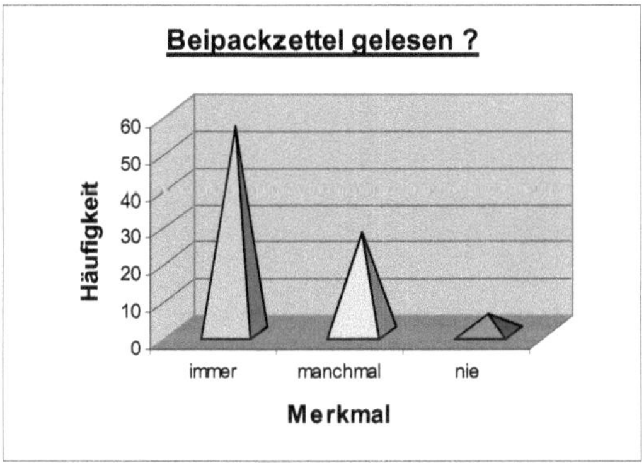


Abb. 5: Beipackzettel

Von den fünf Pflegepersonen, welche niemals einen Beipackzettel lesen, hat einer angegeben, die Prüfung in Pharmakologie abgelegt zu haben.

27 Teilnehmer des Fragebogens lesen manchmal den Beipackzettel und 56 immer. Von diesen 56 wiederum sind 43 Frauen und 13 Männer.

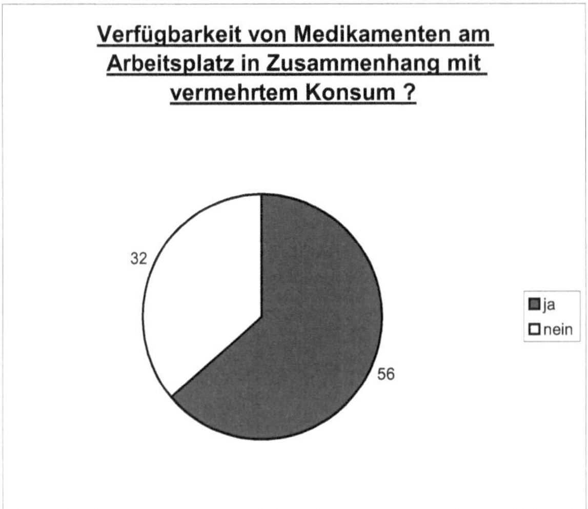


Abb. 6: vermehrter Konsum wegen ständiger Verfügbarkeit

Nicht ganz zwei Drittel sind der Ansicht, dass dies tatsächlich so ist.

40 (von 66) Frauen sind dieser Meinung und 15 (von 20) Männern. Zwei Personen sind nicht zuzuordnen, da sie sich bei der Angabe ihres Geschlechts enthalten haben.

Auch aus dem Grund der ständigen Verfügbarkeit von Arzneimitteln, wollte ich wissen, ob Pflegepersonen sich die Medikamente ärztlich verordnen lassen, oder ob sie die Selbstmedikation vorziehen.

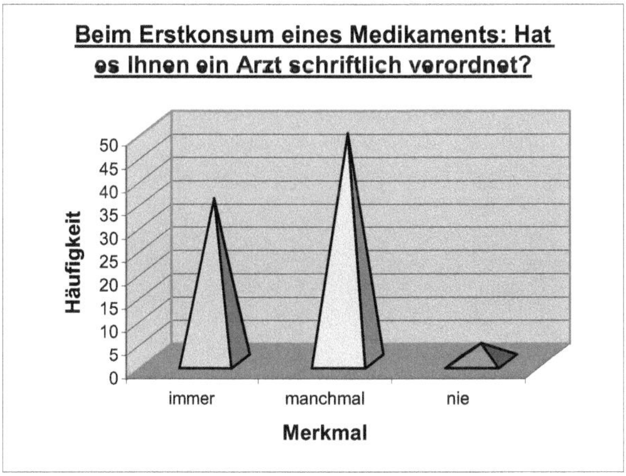


Abb. 7: AVO beim Erstkonsum

49 Personen lassen sich das Medikament manchmal beim Erstkonsum verordnen. Hier sind drei Viertel der teilnehmenden Männer anzutreffen.

30 Frauen konsumieren ein neues Arzneimittel das erste Mal immer nur nach ärztlicher Verordnung und 33 manchmal.

Vier Personen (davon drei Frauen) gaben an, sich niemals eine ärztliche Genehmigung zum Konsum von Medikamenten einzuholen.

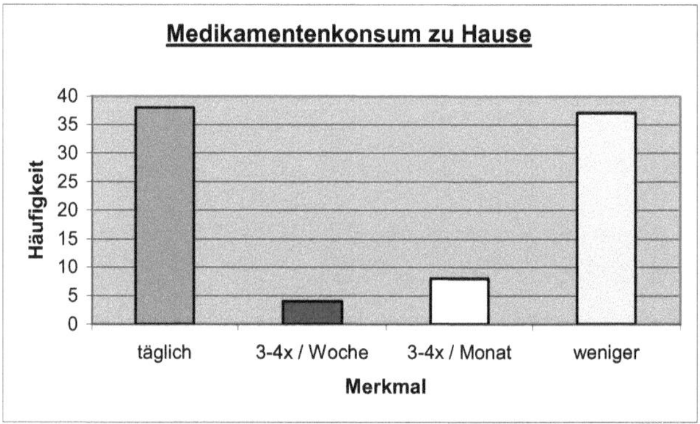


Abb. 8: Medikamentenkonsum zu Hause

Von den 38 Personen, die täglich zu Hause Medikamente konsumieren, sind 37 Frauen und ein Mann. Hier ist zu erwähnen, dass orale Verhütungsmittel am häufigsten genannt wurden.

Neben der „Pille“ wurden die verschiedensten Schmerzmittel aufgezählt aufgrund von Kopf-, Rücken-, Menstruations- und Halsschmerzen. Handelsnahmen wie Mexalen, Voltaren, Naprobene, Halset und Emser Pastillen wurden angeführt.

Vier Personen gaben an, drei bis vier Mal in der Woche Arzneimittel einzunehmen. Doppelt so viele (nämlich acht Personen) sagen, dass sie drei bis vier Mal im Monat Medikamente konsumieren.

Eine Person hat sich der Stimme enthalten.

Beim Medikamentenkonsum am Arbeitsplatz ist es ganz ähnlich. Schmerzmittel aller Art stehen auf Platz Eins (Voltaren, Mexalen, Xefo...usw.). Ansonsten wurden Medikamente gegen Bluthochdruck, Sodbrennen, grippale Infekte und Antirheumatika genannt.

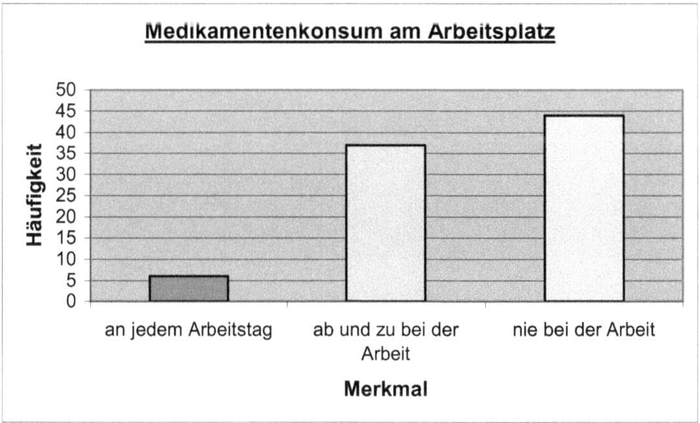


Abb. 9: Medikamentenkonsum am Arbeitsplatz

Alle sechs Pflegepersonen, die an jedem Arbeitstag Arzneimittel zu sich nehmen, sind Frauen.

37 Personen gaben an, ab und zu bei der Arbeit Medikamente zu konsumieren und 44 Menschen sagten, nie irgendwelche Medikamente bei der Arbeit einzunehmen. Auch zu dieser Frage hat sich eine Person nicht geäußert.

Ein spezielles Anliegen ist es mir, den Medikamentenkonsum am Arbeitsplatz mit dem Medikamentenkonsum zu Hause zu vergleichen. Ich möchte aber keine allgemeine Aussage tätigen, sondern **bei jedem Einzelnen** herausfinden, wie viele Arzneimittel er zu Hause konsumiert und wie viele (dieselbe Person!) er am Arbeitsplatz einnimmt.

Ist die Person, die zu Hause täglich Medikamenten einnimmt, auch jene, die dies an jedem Arbeitstag tut? Ist der Pfleger / die Pflegerin, welche am Arbeitsplatz nie Arzneimittel konsumiert, auch jener / jene, die zu Hause nie etwas schluckt?

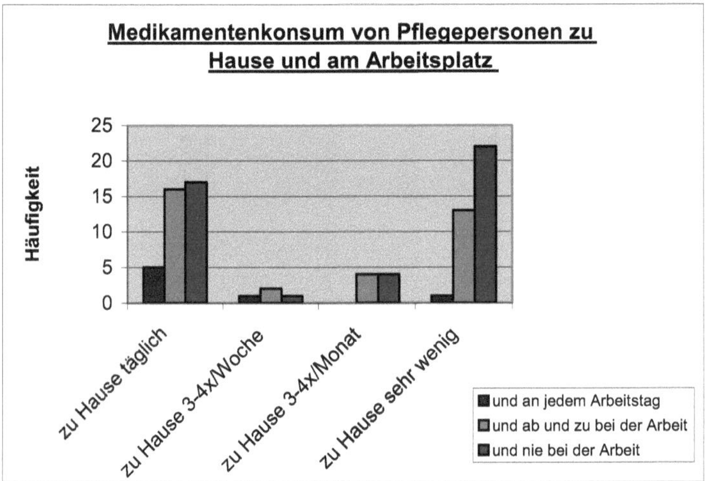


Abb. 10: Gegenüberstellung

Fünf Personen (die zu Hause täglich Medikamente einnehmen), konsumieren auch an jedem Arbeitstag Arzneimittel.

17 Personen (welche zu Hause täglich Medikamente einnehmen), konsumieren keine Arzneimittel bei der Arbeit.

Eine Person (welche zu Hause wenig Medikamente einnimmt), konsumiert dafür an jedem Arbeitstag Arzneimittel.

22 Personen (welche zu Hause wenig Medikamente einnehmen), konsumieren auch am Arbeitsplatz keine Arzneimittel.

# 6. Fazit

In diesem Teil der Fachbereichsarbeit werde ich die Ergebnisse vor dem Hintergrund der Literatur und der Daten, welche ich aus der schriftlichen Befragung gewonnen habe, diskutieren. Dabei wird jede Forschungsfrage explizit beantwortet.

1. „Konsumieren Pflegepersonen am Arbeitsplatz mehr Arzneimittel als zu Hause? Konsumieren Pflegepersonen generell mehr Arzneimittel als andere Berufsgruppen?“ Dazu ließ sich weder in der deutsch- noch englischsprachigen Literatur kaum etwas finden. Einen spanischen Artikel habe ich im Internet gefunden, der ähnliche Fragen zum Thema aufgeworfen hat, aber aufgrund der Sprachbarriere konnte ich ihn nicht miteinbeziehen. Es gibt sehr wohl eine Statistik, welche den Arzneimittelkonsum von österreichischen Staatsbürgern aufzeigt, aber es gibt keine Spezialisierungen in beruflicher Hinsicht, sehr wohl hingegen in Bezug auf Geschlecht, Alter und Bundesländer.

Mein Fragebogen hingegen war aufschlussreicher für meine Forschungsfrage. Ich habe die Pflegepersonen konkret nach ihrem Konsumverhalten zu Hause und am Arbeitsplatz befragt. In beiden Situationen stehen Schmerzmittel (neben den oralen Verhütungsmitteln) auf Platz 1. Dies ist eine Parallele zu der österreichischen Studie, denn dort sind die Schmerzmittel auch in den Top drei zu finden. Eine Übereinstimmung habe ich auch, was das Geschlecht betrifft, gefunden. 97,3 % der Personen, die jeden Tag zu Hause Arzneimittel einnehmen, sind Frauen. Ebenfalls Frauen sind jene 100 %, die an jedem Arbeitstag ein Medikament zu sich nehmen. Natürlich darf man nicht außer Acht lassen, dass orale Verhütungsmittel wohl der Grund für diese hohe Frauenquote sein dürften, aber die Schmerzmedikationen sind auch nicht außer Acht zu lassen, denn auch sie nehmen einen hohen Stellenwert bei den erfragten Ergebnissen ein.

Für die Praxis bedeutet das, dass weibliches Pflegepersonal kritischer im Umgang mit Medikamenten und dem eigenen Medikamentenkonsum sein sollte, als die männlichen Kollegen, denn sie nehmen, wie bereits erwähnt, laut den Ergebnissen der Befragung mehr Medikamente ein, als Männer dies tun.

Meine anfängliche Vermutung (dass Pflegepersonen, welche zu Hause viele Medikamente konsumieren, am Arbeitsplatz noch mehr Medikamente einnehmen), hat sich nicht bestätigt. Aus der graphischen Darstellung auf Seite 34 ist ersichtlich, dass nur fünf Personen (von 38) zu Hause täglich Arzneimittel zu sich nehmen und dies auch an jedem Arbeitstag tun. Die restlichen 33 Pflegepersonen, die zu Hause täglich Medikamente einnehmen, tun dies bei der Arbeit nur ab und zu oder nie. Interessant ist auch jene Pflegeperson, die zu Hause wenig Medikamente nimmt und dafür an jedem Arbeitstag. Auf die Ergebnisse dieses Fragebogens bezogen kann ich behaupten, dass sich meine Annahme nicht bestätigt hat. Im Großen und Ganzen kann man nicht sagen, dass Pflegepersonen am Arbeitsplatz mehr Arzneimittel konsumieren als zu Hause.

Ob diplomiertes Personal mehr als andere Berufsgruppen einnehmen, konnte ich mit meiner Befragung nicht herausfinden, das haben die Rahmenbedingungen nicht zugelassen. Ich habe diese Querschnittstudie ja nur mit einer Gelegenheitsstichprobe des diplomierten Pflegepersonals in einem Krankenhaus durchgeführt und nicht (für die Gegenüberstellung) auch mit anderen Berufsgruppen in oder außerhalb des Krankenhauses.

Ich habe das Feedback von den Teilnehmern der Befragung erhalten, dass die Fragen zum Arzneimittelverhalten sehr intim seien, was mich mit zu dem Schluss kommen lässt, dass die Thematik des eigenen Konsums etwas sehr Persönliches ist und in der Gesellschaft als Tabuthema behandelt wird. Mit ein Grund dafür ist vielleicht, dass es keine Studien und Forschungen gibt. Es scheint hier großen Nachholbedarf, speziell im Pflegesektor, zu geben.

Denn wo nicht geforscht und erprobt wird, kann es auch keine Fort- und Weiterbildungen geben. Und gerade das ist wichtig, um sein eigenes Tun und Handeln zu reflektieren, um kritisch und wachsam zu bleiben und den leichtfertigen Umgang mit Arzneimitteln zu vermeiden. Bei der Umfrage war ersichtlich, dass weit mehr als die Hälfte der diplomierten Pflegekräfte der Meinung ist, dass die Verfügbarkeit von Medikamenten am Arbeitsplatz dazu beiträgt, dass mehr Arzneimittel konsumiert werden. Obwohl sich das so nicht bestätigt hat, scheint das doch jeder Einzelne zu denken.

2. „Sind Pflegepersonen – durch ihren ständigen Umgang mit Medikamenten – unkritischer und sorgloser, was den eigenen Konsum betrifft?" Auch bei dieser Fragestellung wurde ich in der Literatur nicht fündig. Die Thematik „Pflegepersonen und ihr eigener Arzneimittelkonsum" scheint in keinster Weise erforscht worden zu sein. Mit Hilfe meines Fragebogens habe ich herausgefunden, dass es tatsächlich Pflegepersonen (um genau zu sein vier von 88) gibt, die sich niemals ein Medikament – welches sie zum ersten Mal zu sich nehmen – ärztlich verordnen lassen. Zwei von den Vieren gehören auch zu jenen, die nie einen Beipackzettel lesen. Für mich gehören diese Personen in die Kategorie „unkritisch" und „sorglos", was den eigenen Arzneimittelkonsum betrifft.

Wenn man in Betracht zieht, dass über 80 % der Medikamente in Österreich nur auf ärztliches Rezept erhältlich sind, heißt das entweder, dass diese vier Menschen noch nie ein solches Arzneimittel benötigt haben oder aber sie haben es sich am Arbeitsplatz selber verordnet und eingenommen.

Eine dritte Option wäre noch, dass sie die Fragestellung zu ungenau gelesen bzw. einfach etwas angekreuzt haben. Ebenso als unkritisch und sorglos würde ich jenen Teilnehmer der Befragung bezeichnen, welcher nie einen Beipackzettel liest und mit einer Randnotiz ergänzt hat: „Pharmaprüfung abgelegt". Ich wage zu behaupten, dass trotz glänzender Pharmaprüfung es einem nicht möglich ist, alle Wirkungen, Nebenwirkungen, Wechselwirkungen, Kontraindikationen, Inhaltsstoffe, besondere Warnhinweise, Wirkungsverstärkungen, Wirkungsabschwächungen, Maßnahmen bei Überdosierung und Lagerungshinweise zu kennen, weder von bereits konsumierten Arzneimitteln, noch von solchen, die man erst in der Zukunft zu sich nehmen wird.

3. „Wie präsent ist die Pharmaindustrie im Krankenhausalltag? Was spielt sie für eine Rolle in der Pflege?" Die Pharmaindustrie ist durch die Frage der Finanzierbarkeit der medizinischen Versorgung mehr ins Interesse der Öffentlichkeit gerückt. Es ging um die Zusammenarbeit von Pharmafirmen und Ärzten und um Apotheker und ihren Aufgabenbereich. Arzneimittelhersteller sind insoweit präsent, als dass es Werbung für frei erhältliche Medikamente gibt oder Beiträge in diversen Zeitschriften über neu hergestellte Medikamente. Wenn Neues auf den Markt kommt, kommen natürlich auch Vertreter von verschiedenen Herstellerfirmen, um ihre Produkte an den Arzt zu bringen, sei dies in Arztpraxen oder in öffentlichen Krankenhäusern. Als Pflegeperson hat man in diesem Stadium noch nichts mit dem Arzneimittel zu tun, erst, wenn Ärzte es anordnen und die Pflegeperson es aufgrund des mitverantwortlichen Tätigkeitsbereiches (lt. Gesundheits- und Krankenpflegegesetz) richtet. Die Werbung für rezeptpflichtige Medikamente ist in Europa verboten, was meiner Meinung nach auch sinnvoll ist. Der breit gefächerte Markt würde die Patienten regelrecht überfluten. In der Praxis ist es schwierig zu unterscheiden, welche Informationsquellen zuverlässig und seriös sind, sowohl für den Arzt als auch den Patienten. Und wenn man in Betracht zieht, dass mehr als die Hälfte der 88 befragten Pflegepersonen in unterschiedlichen Abständen selbst Medikamente konsumieren, sind sie „nicht nur" diplomiertes, gut ausgebildetes Personal des Gesundheitswesens, sondern auch Patienten. Denn jeder, der ein rezeptpflichtiges Medikament benötigt, braucht im Regelfall auch einen Arzt, der ihm dieses verschreibt. Und somit ist der Pfleger auch gleichzeitig (als Privatperson) ein Patient. Die Rolle der Pflege an sich ist eher eine untergeordnete in Bezug auf die Pharmafirmen im Krankenhausalltag.

4. „Welche Medikamente sind für die Pharmaindustrie von Bedeutung zu erforschen?“ hat mich in der Literatur fündig werden lassen.

Speziell in Büchern, welche in Deutschland verfasst wurden, wird die Thematik angesprochen. Es ist mit den Medikamenten wie leider bei so vielen Dingen des täglichen Lebens: Derjenige, der bezahlen kann, erhält die Ware. Und viele Menschen in Afrika oder Asien können sich die Arzneimittel nicht leisten, die sie benötigen würden. Und in Europa werden neue Präparate hergestellt, weil der Markt einfach größer und rentabler für die Produzenten ist. Das führt dazu, dass Medikamente illegal gehandelt oder hergestellt werden, oft mit fatalen Folgen für die Konsumenten. Speziell in Laos, Vietnam oder Kambodscha, denn der behandlungsbedürftige Patient in diesen Ländern beispielsweise hat oft nicht die finanziellen Möglichkeiten und Mittel sich Originalmedikamente zu kaufen. Er ist darauf angewiesen, dass die Industriestaaten die Preise nicht zu hoch ansetzen, denn sie sind der Hauptlieferant der Arzneimittel, was unweigerlich auch dazu führt, dass es von der Forschung und Entwicklung in den „reichen Staaten“ abhängt, welche Arzneimittel hergestellt werden. Ob dies jetzt ein Insulinpräparat oder ein Tuberkulosemedikament ist liegt in der Hand der Pharmaindustrie. Ob zahlende Kunden oder Menschen, die ohne Medikation sterben, mehr Aufmerksamkeit erregen, bleibt ein Geheimnis.

Und in Europa, wo die Gehälter durchschnittlich besser sind als in sogenannten Dritte – Welt – Ländern, muss sich der Patient auf die neuesten Forschungsergebnisse verlassen. Woher soll er sonst wissen, ob sein Cholesterinspiegel zu hoch ist? Je nach Studien und Ärztemeinungen wird entschieden, ob er Arzneimittel zu konsumieren hat oder nicht. Inwieweit er sich zusätzlich selbst (über Krankheitsdiagnose und Behandlungsmethoden) informiert, bleibt jedem Einzelnen überlassen. Es liegt in der Eigenverantwortung des Patienten zu entscheiden, ob er dem Vorschlag des Arztes folgt Medikamente einzunehmen oder ob er dies nicht tut. Es liegt in der Verantwortung des Arztes den Patienten professionell und unparteiisch aufzuklären.

# 7. Literaturverzeichnis

APOTHEKER (Stand 28.1.2009):

URL:http://www.apotheker.or.at/Internet/OEAK/NewsPresse_1_0_0a.nsf/agent Emergency!OpenAgent&p=7E6CCF7C2AAE1785C1256AB600332 B19&fsn =fsStartHomeFachinfo&iif

BACH, Martina et al. (2004): Pschyrembel – Klinisches Wörterbuch. 260. Auflage, Walter de Gruyter GmbH & Co. KG, Berlin, New York

BLECH, Jörg (2003): Die Abschaffung der Gesundheit. In: Der Spiegel 33/2003 vom 11.08.2003, S 116

BUKOPHARMA (Stand 8. November 2008): Werbung für Arzneimittel soll Sie beeinflussen.

URL:http://www.bukopharma.de/uploads/file/Pharmabrief/Einzelseiten/PHBF20 0107Seite1_3.htm

DEUTSCHES, Ärzteblatt (Stand 8. November 2008): Patienteninformation und die Rolle der Industrie: Unauflösbarer Interessenskonflikt:

URL: http://www.aerzteblatt.de/v4/archiv/artikel.asp?src=dimdi&id=60414

GRILL, Markus (2007): Kranke Geschäfte – Wie die Pharmaindustrie uns Manipuliert. 1. Auflage, Rohwolt Verlag GmbH, Hamburg

LAKOTTA, Beate (2000): Sägemehl in der Salbe. In: Der Spiegel 51/2000 vom 18.12.2000, S 237

LAW, Jacky (2007): Big Pharma – Das internationale Geschäft mit der Krankheit. 1. Auflage, Patmos Verlag GmbH, Düsseldorf

MENCHE, Nicole (2004): Pflege Heute – Lehrbuch für Pflegeberufe. 3. Auflage, Elsevier Urban und Fischer Verlag, München

SCHMID, Beat, HARTMEIER, Cora, BANNERT, Christian (2007): Arzneimittellehre für Krankenpflegeberufe. 8. Auflage, Wissenschaftliche Verlagsgesellschaft mbH, Stuttgart

SHAH, Sonia (2008): Am Menschen getestet – Wie die Pharmaindustrie die Ärmsten der Welt für Medikamententests missbraucht. 1. Auflage, FinanzBuch Verlag GmbH, München

SPIELBERG, Petra (Stand November 2008): Arzneimittelfälschungen in der Europäischen Union – Zum Schutz der Patienten. Deutsches Ärzteblatt URL: http://www.aerzteblatt.de/v4/archiv/artikel.asp?src=dimdi&id=61638

STATISTIK, Austria (Stand Mai 2008):
URL:http://www.statistik.at/web_de/statistiken/gesundheit/gesundheitsver sorgung/medikamentenkonsum/index.html

TAFERNER, Petra (2003): Sucht – Die versteckte Krankheit. In: Pflegenetz 05/03, S 7-10

ULRICH, Silvia (2007): Einführung in die pharmazeutische Gesetzeskunde. 2. Auflage, Leykam Buchverlagsgesellschaft m.b.H., Graz

UNBEKANNT, Verfasser (2006): Protecting your nursing license: think before you self-medicate! In: The Florida nurse; September 2006, Page 7

## 8. Abbildungsverzeichnis

# 9. Anhang

Fragebogen für diplomierte Gesundheits- und Krankenpflegepersonen zum Thema „Konsum von rezeptpflichtigen Medikamenten":

1) Geschlecht:

- männlich    - weiblich

2) Berufsjahre als dipl. GKP / dipl. GKS:

- weniger als 10
- 11 bis 20
- 21 bis 30
- 31 und mehr

3) Momentane Beschäftigungssituation:

- 50% und weniger
- 51% bis 75%
- 76% bis 100%

4) Ich konsumiere Medikamente zu Hause: - täglich

(Schmerz,- Grippe,- Verhütungsmittel...) - 3 bis 4 mal in der Woche

- 3 bis 4 mal im Monat
- weniger

Wenn ja, was für Medikamente und aus welchem Grund?

5) Ich konsumiere Medikamente am Arbeitsplatz:

- an jedem Tag, an dem ich arbeite

- ab und zu wenn ich arbeite

- nie bei der Arbeit

Wenn ja, was für Medikamente und aus welchem Grund?

6) Lesen Sie den Beipackzettel bevor Sie ein Medikament das erste Mal konsumieren?

- immer

- manchmal

- nie

7) Denken Sie, dass die ständige Verfügbarkeit von Medikamenten am Arbeitsplatz dazu beiträgt, dass Pflegepersonen mehr konsumieren als z.B. andere Berufsgruppen?

- ja

- nein

8) Wenn Sie ein Medikament das allererste Mal einnehmen, hat es Ihnen dann ein Arzt schriftlich verordnet?

- immer

- manchmal

- nie